SANATORIUM

DES OMBRAGES

10, Rue Porte-de-Buc

VERSAILLES

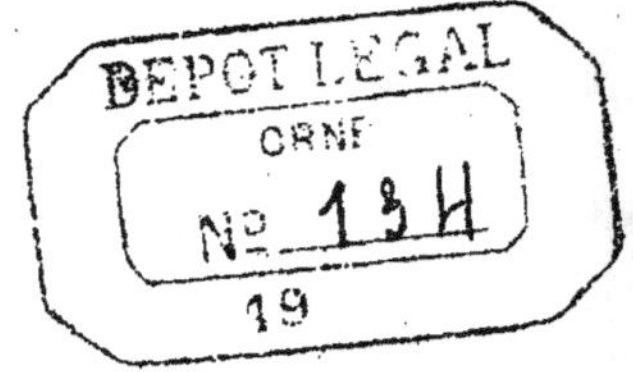

SANATORIUM

DES OMBRAGES

10, Rue Porte-de-Buc

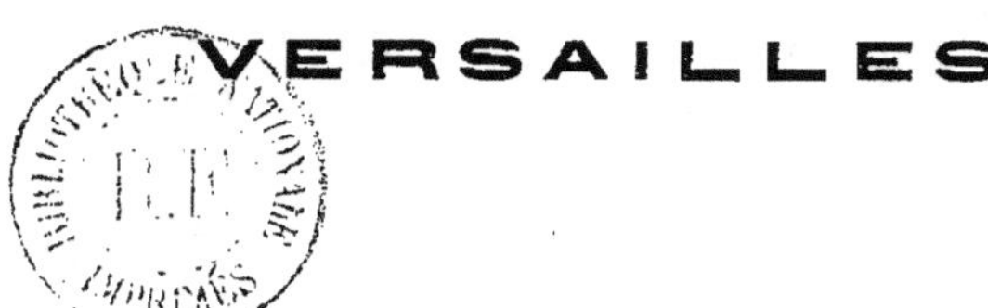

VERSAILLES

ALENÇON

IMPRIMERIE CORBIÈRE & JUGAIN

11, Rue de la Halle-aux-Toiles, 11

1923

COMITÉ

Présidente : Mme KLÉBER, 53, avenue Montaigne, Paris.
Vice - Président : le Colonel JAMES MARTIN, 6, avenue de Villeneuve-l'Etang, Versailles.
Trésorière : Mme L. de JUGE, 142, rue de Courcelles, Paris.

MEMBRES

Mlle JAULMES, 95, boulevard Saint-Michel, Paris.

Mmes MALLET (baronne), 4, rue du Général-Appert, Paris.

MARTELL (Gabriel), 52, rue de Lisbonne, Paris.

MARTIN - JORDAN, 65, rue Berthier, Versailles.

de MARVEILLE-PREISSAC, 7, rue François-Ier, Paris.

MONNIER (André), 25, rue Montebello, Versailles.

MONOD (Marcel), 11, rue Laurent-Gaudet, Versailles.

Mlle PICTET, 70, rue des Chantiers, Versailles.

Mme ROY (Ferdinand), 24, place Malesherbes, Paris.

Mme SCHLUMBERGER (Emmanuel) 12, avenue Marceau, Paris.

Mlle SCHREINER, 37, rue Champ-Lagarde, Versailles.

Mmes SILHOL (André), 69, rue de Courcelles, Paris.

STROMEYER, 65 *bis*, rue du Maréchal-Foch, Versailles.

TRUFFAUT (Georges), 90 *bis*, avenue de Paris, Versailles.

de la VILLESTREUX (comtesse), 27, rue Raynouard, Paris.

YTHIER, 27, boulevard du Roi, Versailles.

MM. DUMAS (Jacques), 76, rue Bonaparte, Paris.

LEBEL (Gustave), 81, avenue de Villiers, Paris.

MÉDECINS

MM. les docteurs : SIGWALT, 28, rue des Chantiers, Versailles.
DETIS, médecin-adjoint, 16, rue Montbauron, Versailles.
MEYER (Henry), laryngologiste, 15, rue Portalis, Paris.

AUMONIER

M. Marcel MONOD, pasteur de l'Eglise réformée de Versailles.

DIRECTION

Directrice : Sœur BOUDET, diaconesse
Sous-Directrice : Mlle JACKSON (Jeanne).

Le Sanatorium des Ombrages, ouvert en 1917 dans la belle propriété léguée à l'Association des Diaconesses par M. et Mme Alfred André, reçoit les femmes et les enfants atteints de tuberculose pulmonaire. C'est le seul établissement protestant de ce genre. Lorsqu'il y a des lits disponibles, les malades non- protestantes sont également admises.

L'établissement comprend deux bâtiments :

Le Château (bacillaires), 38 lits.
La Villa (non-bacillaires), 20 lits.

Les demandes d'admission doivent être adressées à la directrice, Sœur Boudet, 10, rue Porte-de-Buc, Versailles, qui fournira tous les renseignements.

Les dons en nature sont reçus avec grande reconnaissance par la Directrice.

Les dons en argent peuvent être adressés soit à la trésorière, Mme L. de Juge, 142, rue de Courcelles, Paris, 17ᵉ (Compte chèques postaux, Paris 393-36), soit à MM. Mirabaud et Cie, banquiers, 56, rue de Provence, Paris, 9ᵉ.

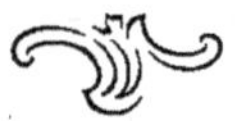

RAPPORT 1922

Pour la première fois, depuis l'ouverture du Sanatorium, nous nous décidons à publier un rapport, afin de répondre au désir des amis de notre œuvre qui, éloignés ou absents, ne peuvent assister chaque année à notre Assemblée générale.

Il nous est impossible de passer en revue tous les événements qui se sont succédé depuis 1917 ; de nombreuses améliorations ont été effectuées : buanderie modèle, galeries de cure, appareil pour la désinfection et le lavage automatiques de la vaisselle, etc... toutes choses indispensables, mais fort coûteuses. Grâce à des dons spéciaux d'amies américaines, nous avons maintenant une étable de 4 vaches qui fournit à nos malades du lait et du beurre excellents.

Dans l'organisation générale, une modification importante vient d'être opérée ; trop de malades incurables venaient mourir aux Ombrages, prenant ainsi la place de malades curables. Cet état de choses était défectueux à plus d'un point de vue : découragement des autres malades, grande fatigue des infirmières, tandis que le but de notre œuvre n'était pas atteint. Sur la demande de l'Office public d'Hygiène sociale du département de la Seine, désireux de nous envoyer des malades, et après inspection du docteur Guinon, nous avons décidé de ne plus accepter que des malades *de sanatorium*, susceptibles de guérison ou de très grande amélioration. Dix de nos lits sont réservés aux malades qui nous sont adressées par l'Office d'hygiène. Cependant, avant cette nouvelle organisation, et malgré la gravité de certains cas, les résultats obtenus au cours de l'année 1922 sont fort encourageants; 17 malades ont pu passer du pavillon des bacillaires à celui des non-bacillaires — avec quelle joie, est-il besoin de le dire ! Une atmosphère de paix et de confiance règne dans ces deux maisons ; nos malades comprennent avec quelle sollicitude on travaille à leur guérison, et leur reconnaissance s'exprime d'une manière touchante; à deux reprises, désirant, elles aussi, participer à certaines améliorations (galeries de cure et étable), elles ont organisé des loteries dont les billets à 0 fr. 50, placés par elles avec le zèle le plus actif et le plus joyeux, ont rapporté la première fois plus de 2.000, la seconde fois 3.000 fr. ! Ce beau résultat a été un bonheur pour elles, tandis que nous en étions profondément touchés, et encouragés. En effet, nos difficultés sont grandes, et multiples; nous sommes entravés par les questions matérielles, par le souci constant de cet argent qui nous est si nécessaire, non seulement pour assurer la vie de notre sanatorium, mais pour combler le déficit qui pèse si lourdement sur notre œuvre.

En remerciant tous les amis qui nous ont aidés de leurs dons et de leur sympathie, nous les supplions de rendre cette sympathie plus vivante encore ! nous leur demandons de nous amener de nouveaux amis, de nouveaux souscripteurs qui comme eux, s'intéresseront à nos chères malades, se rappelant cette parole du Christ : « Tout ce que vous aurez fait à l'un de ces plus petits de mes frères, c'est à moi-même que vous l'aurez fait. »

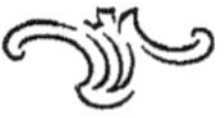

RAPPORT MÉDICAL

Pour l'exercice 1922, le nombre des journées de malades a été de 20.610.

Les sorties se décomposent ainsi :

Guérisons apparentes 11
Malades améliorées 18
Malades aggravées 14
Malades sans changement 28
Décès 19

Jusqu'à présent le Sanatorium recevait des malades de toutes catégories; les malades graves, les plus difficiles à placer, parce que les sanatoriums officiels les refusaient, étaient les plus nombreuses à faire appel à notre hospitalité. Du fait de ce recrutement, la proportion des aggravations et des décès ne pouvait être que très élevée. Un grand nombre de malades étant à leur arrivée des incurables, leur place aurait dû être à l'hôpital et non dans un sanatorium où elles occupaient des lits qui auraient pu être attribués à des malades curables.

Le vœu de faire des Ombrages un Sanatorium tel qu'il doit être conçu vient d'être réalisé. Le recrutement des malades est devenu plus sévère, nous sommes obligés d'exiger des formulaires très précis, et parfois de ne recevoir les malades qu'à l'essai pendant un mois.

Le service de laryngologie a continué à rendre de grands services. Plus que dans toutes les autres maladies, les soins des voies respiratoires supérieures jouent chez les tuberculeux un rôle d'une importance primordiale. Quelque surprenant que le fait puisse paraître, le nombre des individus qui ne savent pas utiliser leurs poumons, qui respirent insuffisamment, est considérable. Le docteur Meyer a eu l'heureuse initiative d'organiser des séances de gymnastique respiratoire pour celles de nos malades qui « ne savent pas respirer ».

Des analyses bactériologiques des crachats sont faites à l'entrée de chaque malade, et renouvelées tous les mois, tant pour les examens à résultats positifs que pour la surveillance des malades dont les examens ne renferment plus de bacilles de Koch.

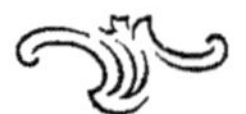

RAPPORT FINANCIER

La marche de notre œuvre s'est poursuivie en 1922, non sans difficultés, et l'exercice s'est terminé par un déficit de 23.877 fr. 02. Ce déficit provient en grande partie, non de l'augmentation des dépenses, mais de la diminution des dons qui ont été de 25.574 fr. en 1922, au lieu de 44.707 fr. en 1921, d'où une diminution de 19.133 fr. en 1922. Ces dons comprennent la collecte annuelle qui a été de 13.970 fr. en 1922, tandis qu'en 1921 elle ne s'était élevée qu'à 11.830 fr. Le nombre de nos souscripteurs annuels a donc un peu augmenté, ce qui est encourageant. Mais malheureusement nous n'avons eu que très peu de dons extraordinaires en 1922. La délégation générale des Diaconats de Paris et du département de la Seine nous a accordé une subvention de 500 fr.

Les difficultés financières ont pesé lourdement sur nous au cours de l'année 1922. Nous espérons que des dons spéciaux nous permettront de combler le déficit avec lequel nous avons terminé l'année, mais cette situation déficitaire se reproduira forcément si nous ne pouvons pas compter sur un plus grand nombre de souscripteurs annuels. Nous remercions vivement tous nos donateurs et nous comptons plus que jamais sur leur aide pour faire connaître davantage notre œuvre, et nous assurer de nouvelles ressources.

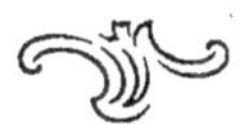

SITUATION FINANCIÈRE

Année 1922

SANATORIUM

Situation financière.

Perte exercice 1921	2.623	01
Nourriture	140.638	40
Ecurie	1.516	80
Chauffage, éclairage	28.788	90
Blanchissage	7.832	60
Gages (infirmières et personnel)	49.581	35
Médecin	7.200	»
Pharmacie	8.832	65
Maison	10.802	40
Mobilier	2.426	25
Linge	3.330	80
Laryngologie	1.675	40
Dépenses diverses	5.531	84
Réparations, entretien des immeubles	18.579	75
	289.360	15

DES OMBRAGES

Année 1922.

RECETTES

Association des Diaconesses	18.000 »
Collectes et dons	25.574 70
Pensions	200.675 35
Patronages de lits annuels	12.836 52
Reliquat de dons antérieurs	7.500 »
Intérêts perçus	896 56
Perte Exercice 1922	23.877 02
	289 360 15

SANATORIUM

DES OMBRAGES

Patronages de Lits

Mme Jean Bruneton ..	1.500	»
M. et Mme Pierre Monod et Mme Robert Dollfus (en souvenir de M. A. Dollfus)	1.500	»
Mission Populaire	1.225	»
Eglise de Bercy	2.125	»
En souvenir de Miss Elisabeth Tyler	3.006	52
Mlle Geneviève Maury..	2.880	»
Association de bienfaisance luthérienne .:...	600	»

Fondations de Lits

M. et Mme Pergeline... 15.000 »
Eglise de Pentemont .... 10.188 »

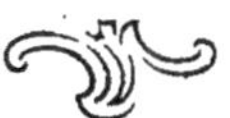

LISTE DES SOUSCRIPTEURS ET DONATEURS

COLLECTE

PARIS

Mme d'Abbadie d'Arrast	50	»
Général et Mme d'Amboix de Larbont	100	»
M. et Mme Roger d'Amboix de Larbont	10	»
Mme Anthony	10	»
M. et Mme de Bary	50	»
Mme de Billy	50	»
Mme R. de Billy	240	»
M. et Mme Fr. Basset	30	»
Mme D. Beigbeder	20	»
Baronne de Blonay	500	»
Mme Boivin	50	»
M. et Mme J. Boissonnas	50	»
Mme R. Boudon	100	»
Mme A. Bovet	40	»
Mme de Bonnechose	10	»
Mme Cazelles	10	»
Compagnie d'Assurances Union-Incendie	500	»
M. et Mme P. Courtois de Malleville	40	»
Mme Carlhian	20	»
Mme Ch. de Cerjat	50	»
Mme Ch. Cambefort	20	»
Mme R. Caesar	50	»
Mme Chanu	20	»
Mme Chatoney	5	»
Baronne de Clausonne	25	»
Mme A. de Clausonne	25	»
Mme E. Cleiftie	30	»
Mme R. de Clermont	10	»
M. et Mme Ph. Cruse	25	»
M. Denfert-Rochereau	50	»
M. et Mme Devise	100	»
Mme Desgardins	50	»
Mme A. Dollfus	5	»
Mme Dreyspring	100	»
M. Jacques Dumas	50	»
Mme Enjalbert-Denfert-Rochereau	20	»
Mme de Ferrière	10	»
Mme Flach	20	»
Librairie Flammarion	50	»
M. et Mme Fuzier	10	»
Docteur et Mme Galliard	20	»
M. et Mme J. Gastambide	10	»
M. C. Glaenzer	50	»
M. Goguel	15	»
Mme Guillelmon	50	»
Commandant et Mme Hartung	100	»
Mme L. Hartung	20	»
Mme Harlé	20	»
La générale Herr-Peugeot	100	»
Mme J. Herrmann	20	»
Mme Whitney-Hoff	200	»
Baronne Hottinguer	50	»
Baron et baronne H. Hottinguer	200	»
M. Paul Hottinguer	100	»
Mme Jackson	50	»
Mme Jalaguier	20	»
M. et Mme R. Jameson	50	»
Mme Ed. de Joannis	50	»
Mme Jordan	50	»
Mme Ch. Jordan	10	»
Mme Ph. Jordan	50	»
Mme R. Jordan	20	»
Mme de la Juillère	50	»
M. et Mme L. de Juge	100	»
M. Juncker	20	»
Mme M. Kaltenbach	10	»
Mme E. Kléber	100	»
M. Gaston Kléber	40	»
M. et Mme M. Kléber	50	»
Mme N. Kœchlin	50	»
M. et Mme A. Kœhler	15	»
Mme Laederich	100	»
Mme Laedlein	10	»
Mme Laurans	100	»
M. G. Lebel	100	»
Mlle Lobstein	20	»

Marquise de Loys-Chaudieu .... 10 »
Mlle Maigne .... 10 »
Baron et baronne Mallet 200 »
M. Fr. Mallet........... 250 »
Mme Ed. Mallet........ 100 »
M. et Mme R. Mallet.... 50 »
Mme Marcuard .... 20 »
Mme G. Martin........ 30 »
Mme G. Martell........ 500 »
Mme Ed. Martell....... 500 »
Mme de Marveille-Preissac .... 100 »
Mme Mellon .... 300 »
Mme Mellon (1921)..... 300 »
Comtesse de Maupeou.. 20 »
Mme Mayniel .... 10 »
M. Albert Mirabaud.... 1.000 »
M. et Mme E. Mirabaud. 20 »
M. et Mme P. Mirabaud. 20 »
Baron et baronne de Neuflize .... 100 »
Mlle de Neuflize....... 50 »
Mme Niaudet .... 100 »
M. et Mme Noetzlin.... 1.000 »
Mlle de Oschva......... 15 »
Mme Jacques Pagézy.... 50 »
Mme E. Pagézy........ 10 »
Mme Ed. Pasteur...... 50 »
Mme Henry Péreire..... 50 »
Mme Ch. Peugeot....... 20 »
Mme Peyrecave .... 20 »
Mlle Pictet .... 20 »
M. Paul Peyron........ 10 »
M. et Mme Poirson..... 20 »
Princesse de Poix...... 40 »
Mme Pouyer .... 10 »
Comte et comtesse P. de Pourtalès .... 200 »
Comte et comtesse H. de Pourtalès .... 100 »
Mme E. Puerari........ 200 »
M. et Mme H. Puerari.. 100 »
M. de Quatrefages de Bréau .... 25 »
Mme Raoul-Duval ..... 50 »
Mme Rouché .... 50 »
Mme de Rougemont.... 50 »
Mme Rowcliffe .... 20 »
M. et Mme G.-G. Roy.... 50 »
M. et Mme F. Roy...... 50 »
M. et Mme M. Roy..... 50 »
Mme de Saint-Olive.... 10 »
Mme Jules Scheurer.... 50 »
Mlle Scheurer .... 20 »
M. et Mme P. Schlumberger .... 20 »
M. et Mme Schweisguth. 40 »
M. et Mme Ch. Schweisguth .... 25 »

M. et Mme P. Schweisguth .... 20 »
M. Schweitzer .... 50 »
Mme Ch. Seydoux...... 20 »
Général et Mme Silhol.. 50 »
M. et Mme A. Silhol.... 100 »
Société Générale .... 100 »
M. E. Soulié........... 50 »
Mme Soury .... 10 »
Mme E. Thurneyssen... 20 »
Baron et baronne E. de Turckheim .... 200 »
Baron et baronne Fr. de Turckheim .... 50 »
M. et Mme Ph. Vernes.. 50 »
M. et Mme F. Vernes... 50 »
Comtesse de la Villestreux .... 100 »
Mme Vincens .... 60 »
Baron A. de Watteville. 10 »
M. et Mme Alf. Westphal .... 20 »
M. M. Widmer......... 20 »
M. H. Widmer......... 25 »
M. et Mme C. de Witt.. 20 »
M. et Mme de Witt-Guizot .... 50 »
Mme Wolff .... 20 »
Mme Yver-Jalaguier ... 10 »

PROVINCE

ARIÈGE

M. Caldairou .... 10 »

BAYONNE

M. Gaston Roth........ 20 »

BLIDAH

Mlle Tardres .... 10 »

BORDEAUX

Mme Boucher .... 10 »
Mme H. Brown........ 50 »

CLAIRAC

Mme Delpech .... 50 »

GIRONDE

M. Paul Bertrand....... 15 »

MARSEILLE

Anonyme .... 500 »
Anonyme .... 100 »
Mme Sven-Busch ...... 20 »

MOISSAC

Mme Combeau .... 20 »

MONTÉLIMAR

Mlle Marmillod	30	»

MONTPELLIER

M. L. Cazalis	50	»
Un ami de M. L. Cazalis	20	»

NICE

M. Alléon	100	»

NIMES

Mme Merle d'Aubigné...	50	»

ROUEN

M. et Mme A. Wadding-ton	20	»

SAINT-JEAN-DU-GARD

Mme Cadix-Bargeton ...	10	»

SOMME

M. et Mme Knobloch....	10	»

TARN

Mme Eugène Sers.......	10	»

VERSAILLES

Mlle Schreiner	25	»
Banque Bouilloux - Lafont	100	»
Banque Nationale de Crédit	100	»
Crédit Lyonnais	50	»
Comptoir d'Escompte ..	10	»
Banque de France......	100	»

1er semestre 1922 (1)....	1.410	»

PAYS DE MONTBÉLIARD

AUDINCOURT

Mme Ph. Japy........	20	»
Mme M. Japy.........	25	»

BEAUCOURT

Mme Julien Bornèque..	10	»
Mme de la Chesnais....	20	»
Mme Gaston Japy......	30	»
Mme Albert Japy	20	»
Mme Fernand Japy	10	»
Mme Ed. Japy ....,...	20	»
Mme Jules Japy........	50	»
Mme Pierre Japy.......	50	»
Mme van Muyden......	10	»
Mme Warnery	10	»

HÉRIMONCOURT

Mme Emile Peugeot....	200	»
Mme Pierre Peugeot....	20	»

PONT-DE-ROIDE

Mme G. Peugeot	80	»

VALENTIGNEY

Mme Robert Peugeot...	20	»
Mme Jules Peugeot.....	30	»

(1) La quête du deuxième semestre 1922 n'a pas été faite, afin de rétablir en une seule année la collecte qui, du fait de la guerre, chevauchait toujours sur deux années. Dans le prochain rapport, la collecte paraîtra dans son entier, avec les noms des souscripteurs.

DONS

Délégation générale des Diaconats de Paris et du département de la Seine	500	»
Vente à une fête champêtre	4.550	»
Mlle M. Guex..........	500	»
Mme Gustave Mirabaud..	500	»
Don d'Amérique	630	»
Collecte de Mlle Terraillon	2.245	»
Association des jeunes filles protestantes de Lasalle	70	»
Don d'Amérique	22	10
M. Cholet	100	»
Mme Châlon	15	»

M. Gradt	20	»
M. Margarède	82	»
Mlle Duff'rot	5	»
Mme Chabert	3	»
M. Terrier	10	»
M. Emile Wenz	500	»
Mlle Boettscher	25	»
Mlle Hottinguer	100	»
M. Cailly	100	»
Mlle Loeil	15	»
Mme Dumotier	9	50
M. Ondet	1	50
Anonyme	76	60
Mme Noetzlin (en souvenir de Mme Weber).	1.000	»
Mlles Pringle (don spécial pour linge)......	1.000	»

DONS EN NATURE

Mme Robert Delbrück : stérilisa-teur à eau et châssis.

M. Dumotier : 24 bâches.

Eglise anglicane (après Thank's giving Service) : fruits, légumes, fleurs.

Mme Emonot : matelas, vêtements.

Mlle d'Estienne d'Orves : coussin à air en caoutchouc.

Mme Freisz : plum-cakes.

Mme Jackson : caisse pâte de coing.

M. et Mme Ph. Kreiss : journaux illustrés.

Mlle Jackson : jouets.

M. Lederlin : 10 douzaines ser-viettes toilette.

Colonel Martin : brochures, balles de tennis.

Mme G. Martell : chocolat.

Mme Marmillod : nougats.

Mme Meyer (Versailles) : journaux illustrés.

Mme Noetzlin : poires.

Mme Pergeline : bonbons.

Mme A. Silhol : gâteaux, sucres d'orge.

Mme Wolf-Oberlin : bonbons.

Alençon. — Imprimerie A. Coueslant, Corbière et Jugain, successeurs.